MÉMOIRE

SUR UNE

ÉPIDÉMIE DE GASTRO-ENTÉRITE TYPHOÏDE

Qui a régné à **BRAY**

ET S'EST DÉVELOPPÉE AU MILIEU DE CIRCONSTANCES PARTICULIÈRES;

Par le docteur GUILBERT,

DU NEUBOURG.

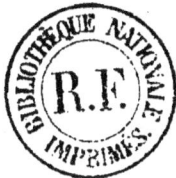

Tota in observationibus medicina.
(BAILLOU.)

Dans les premiers jours de février 1847, la commune de Bray (Eure), vit un assez grand nombre de ses habitants atteints d'une gastro-entérite, qui plus tard prit la forme typhoïde.

Les circonstances au milieu desquelles apparut cette maladie, le choix qu'elle parut faire dans le début en sévissant seulement sur des personnes soumises à une même cause, l'extension qu'elle prit plus tard, les modifications qu'elle éprouva, tant sous le rapport de l'un de ses plus fréquents et de ses plus remarquables symptômes que sous celui de sa gravité qui, bien qu'aussi grande en apparence, le fut cependant beaucoup moins en réalité; la transmission plus ou moins directe, mais toujours saisissable d'individu à individu, suivant que des rapports plus ou moins prolongés avaient eu lieu avec des malades, tout donne à cette épidémie un cachet particulier qui en rend l'étude intéressante. Aussi, malgré la difficulté de traiter convenablement un sujet aussi délicat; malgré le besoin où je me trouverai d'être quelquefois en désaccord, parfois même en opposition avec des confrères dont je respecte la conviction autant que j'honore leur caractère, je n'en poursuivrai pas moins la tâche que je me suis imposé, celle de retracer aussi fidèlement que possible l'histoire de cette désolante épidémie.

1849

D'abord jetons un coup-d'œil sur la position topogra-
phique de cette commune. Au milieu d'une plaine riche et
bien cultivée, près de la route qui établit une communica-
tion entre le Neubourg et Beaumont-le-Roger, Bray se
trouve situé dans la partie la plus déclive de ce plateau
agricole et reçoit en quelque sorte l'égout de toute la
plaine ; vers l'ouest une mare d'une grande étendue
borne les habitations et pendant l'hiver déverse son trop
plein sur les terres voisines et jusque dans les rues. Les
épidémies et les fièvres intermitentes ne paraissent cepen-
pendant pas plus fréquentes dans cette commune, que
dans les communes voisines.

Les propriétés généralement petites, sont fermées par
des murs ; les rues sont étroites, sinueuses ; les habitants
laborieux, économes, sobres, se livrent à l'agriculture
avec cette intelligence qui les distingue et que couronnent
presque toujours d'abondantes récoltes.

Le 2 février, il y avait fête chez l'un de ces habitants :
M. Cau (Modeste), homme honorable et généralement es-
timé, réunissait à sa table ses parents et ses meilleurs
amis. Depuis longtemps n'ayant plus de cidre, il leur
servit une boisson qu'il avait récemment préparée avec du
houblon, de la mélasse et de la levûre de bière. Les pro-
portions étaient ainsi établies :

Eau.................... 400 litres.
Fleurs de houblon....... 700 grammes.
Mélasse............... 6 kilogrammes.
Levûre de bière .... 750 grammes.

Dix-huit convives assistaient à ce dîner ; voici leurs
noms :

1° M. Vallet, 44 ans, ⎫
2° Mˡˡᵉ Vallet, 16 ans, ⎬ amis de M. Cau (Modeste) ;
3° Mᵐᵉ Cau (Louis), sa cousine, 55 ans ;
4° M. Robquin, 30 ans, son cousin ;
5° Mᵐᵉ Robquin, 28 ans, sa cousine ;
6° M. Robquin, 6 ans, ⎫
7° Mˡˡᵉ Robquin, 3 ans, ⎬ enfants de M. Robquin ;
8° M. Flichet, 54 ans, beau-frère de M. Cau ;
9° Mˡˡᵉ Flichet (Cressence), 16 ans, sa nièce ;
10° Mˡˡᵉ Flichet (Adoline), 10 ans, sa nièce ;
11° M. Cau (Félix), 50 ans, son frère ;
12° Mᵐᵉ Cau (Félix), 40 ans, sa belle-sœur ;
13° Mˡˡᵉ Cau (Eugénie), 19 ans, sa nièce ;
14° M. Cau (Félix) fils, 11 ans, son neveu ;
15° M. Dubois, 55 ans, son ami ;
16° M. Flichet, 20 mois, son petit-neveu ;

17° Mme Vallet, sa voisine, 41 ans;

18° M. Cau (Louis), 55 ans, son cousin.

Sur ces dix-huit convives, les seize premiers burent de cette bière, et après quelques jours ils tombèrent malades ; un enfant de 20 mois continua seul à se bien porter.

Les deux derniers burent du cidre qu'ils avaient fait venir de chez eux, leur santé n'a pas été altérée un instant.

Enfin, M. et Mme Cau (Modeste), ayant bu de la même bière que leurs convives, n'ont rien éprouvé : il est bon d'observer à cet égard que ces deux derniers étaient accoutumés depuis longtemps à faire usage d'une boisson semblable, mais anciennement préparée.

Trois autres personnes qui n'assistaient pas au dîner ont également bu de cette bière ; les 3, 4 et 12 février, toutes les trois ont été malades.

Ainsi sur vingt-et-une personnes qui boivent de cette bière, dix-huit tombent malades, un enfant seul résiste ; quant à M. et Mme Cau (Modeste), ils en faisaient usage depuis longtemps et l'on connaît l'influence de l'habitude.

Tous les convives habitaient Bray, à l'exception de Mlle Cau (Eugénie), revenue depuis quelques jours seulement de Rouen où elle résidait.

De ces dix-huit malades, quatorze ont été traités par moi, et quatre par M. le docteur Chambellan.

Des quatorze auxquels j'ai été appelé à donner des soins, aucun n'était malade le lendemain du repas ; mais tous, du 4 au 8 ont éprouvé un malaise plus ou moins prononcé, et du 6 au 13 ils avaient pris le lit.

Ainsi, le 8, c'est-à-dire six jours après le dîner, quatorze personnes sont malades, et le 12 toutes sont au lit.

Lors du dîner de M. Cau, il n'existait pas de malades à Bray, et du 7 février au 7 mars un seul habitant, si j'en excepte ses convives, tombe malade, et nous dirons plus tard dans quelles circonstances.

Chez les quatorze malades qui m'ont appelé près d'eux, j'ai observé des prodômes consistant en frissons, malaise, brisement de forces, céphalalgie plus ou moins vive, sécheresse de la bouche, altération, douleurs abdominales sourdes, chaleur de la peau avec fréquence du pouls.

Ces premiers symptômes augmentent bientôt d'intensité et forcent les malades à garder le lit ; alors céphalalgie frontale et sincipitale plus intense, plus durable ; sécheresse de la bouche plus grande et se communiquant à la gorge qui est rouge, luisante et douloureuse ; répulsion pour les tisanes ; nausées, expuition fréquente d'une salive blanche, épaisse ; production d'un enduit pultacé qui d'abord envahit ou les amygdales, ou les piliers du voile du palais et de là s'étend à la muqueuse buccale, linguale et gengivale, sensibilité épigastrique avec battements tantôt forts, tantôt légers, du tronc cœliaque, toux sèche chez les uns, grasse chez la plupart, peau sèche et brûlante, pouls fréquent; tels sont les symptômes qui, chez tous les malades (1), ont été observés les huit ou dix premiers jours.

Ce n'est qu'à cette époque, c'est-à-dire vers le dixième jour chez un petit nombre et vers le quinzième chez la plupart, qu'un ordre de symptômes plus graves est venu donner à la maladie une physionomie plus caractérisée, mais aussi un aspect plus effrayant. Ces symptômes, je dois le dire de suite, ont été moins constants que les premiers; cependant, chez le plus grand nombre des malades j'ai remarqué des selles liquides, jaunâtres, d'une odeur fétide; le ventre s'est tendu chez quelques-uns, il était au contraire déprimé chez d'autres. Il y avait du gargouillement soit dans la fosse iliaque droite, soit dans les colons chez près de la moitié avec sensibilité plus ou moins vive surtout vers le flanc droit. Des sudamina ont été observés chez le plus grand nombre au cou, sur l'abdomen et la poitrine, des pétéchies chez un seul, des taches lenticulaires chez trois. La moitié a eu des épistaxis, les deux tiers de la dureté de l'ouïe et de la fixité dans le regard; presque tous une grande fréquence du pouls (2) et un aspect particulier de la physionomie, une immobilité des traits au travers de laquelle néanmoins perçait parfois une inquiétude assez claire. Chez peu la figure a été plaquée de rouge et les dents fuligineuses; chez tous, les urines ont conservé leur limpidité naturelle, excepté un ou deux jours avant la mort. Les accidents cérébraux, si j'en excepte la céphalalgie du début et peut-être la dureté de l'ouïe, ont manqué chez le plus grand nombre (3). M. Robquin, Mlle Flichet (Désirée), et Mlle Cau (Félix), sont les seuls qui aient eu véritablement du délire; plusieurs

(1) L'enduit pultacé n'a été observé chez Mlle Flichet (Désirée) que vers la fin de la maladie.

(2) Chez plusieurs le pouls était petit, dépressible et d'une fréquence telle qu'on pouvait à peine en compter les pulsations, chez d'autres il était récurrent.

(3) Cette dureté de l'ouïe ne pourrait-elle pas être attribuée autant à l'exsudation pultacée qui tapissait la gorge et fermait la trompe d'Eustache, qu'à un trouble nerveux. Il est probable que ces deux causes ont concourru à sa production.

autres ont eu des soubressauts de tendons ; mais l'intelligence est restée nette jusqu'au dernier moment ; chez aucun cette odeur particulière qui s'exhale du lit des malades, quand on s'en approche ou qu'on soulève les couvertures.

Pendant l'espace d'un mois, pas un nouveau cas de maladie ne surgit dans Bray ; ainsi, cette épidémie sévit d'abord et de préférence sur ceux qui ont assisté au dîner de M. Cau, et parmi ses convives elle choisit encore ceux qui ont bu de sa bière.

Du 7 mars au 7 avril, j'observe douze nouveaux malades, parmi lesquels cinq sont atteints d'un fièvre typhoïde, ce sont :

1° Bourgeois (Honoré), 19 ans ;
2° Bourgeois (Théophile), 26 ans ;
3° Mareux (Célestine), 33 ans ;
4° Flichet (Amédée), 21 ans ;
5° Cau (Cressence), 20 ans.

Deux sont atteints de gastro-entérite avec forme typhoïde légère, ce sont :

1° Mareux, 9 ans ;
2° Hue (Clémence), 11 ans.

La veuve Piqueton, 60 ans, a présenté avec une entérocolite chronique plusieurs symptômes typhoïdes.

Les autres malades ont été atteints d'angine pharyngée, de fièvre intermittente quotidienne, de rhumatisme lombaire et de métrite aiguë.

Enfin, du 7 avril au 10 mai, je suis appelé près de quatre nouveaux malades, dont deux : Bourgeois (Jean-Baptiste), 15 ans, et Roussel (Constance), 20 ans, sont atteints de fièvre typhoïde.

Ainsi dans l'espace de trois mois, la commune de Bray fournit vingt-six cas de fièvre typhoïde, répartis comme il suit :

Du 7 février au 7 mars........ 18.
Du 7 mars au 7 avril.. ...... 6.
Du 7 avril au 10 mai........ 2.

Les dix-huit premiers malades ont été soumis tous à une même cause ; chez eux la maladie s'est développée au milieu des mêmes circonstances et a offert une physionomie particulière.

Des huit autres malades, cinq, Mme Mareux, Mlle Flichet, Mlle Cau (Louis), Mlle Roussel (Constance), et Mme Mordret, ont donné pendant un temps plus ou moins long des soins aux autres typhoïdes ; et trois, MM. Bourgeois (Honoré), Bourgeois (Théophile), et Bourgeois (Jean-Baptiste), ont eu des rapports plus ou moins fréquents avec quelques malades.

Quant à Mme Mordret, on avait pensé d'abord qu'elle n'avait pas bu de la boisson de M. Cau; mais plus tard, de nouveaux renseignements sont venus sinon détruire au moins fortement ébranler cette opinion. Nous reviendrons sur ce fait lorsqu'il s'agira d'apprécier la part que la boisson de M. Cau a pu avoir dans le développement de cette maladie.

Disons d'abord que chez les dix-huit premiers malades nous avons observé un enduit pultacé de la bouche, une exsudation morbide, blanchâtre, se présentant sous forme de points irréguliers plus ou moins étendus, ayant l'aspect de grumeaux de lait caillé ou revêtant la forme de fausse membrane surtout au palais.

Chez les sept autres (car j'omets à dessein la femme Mordret), une seule, Mlle Cau (Louis), a offert cet enduit.

J'ajouterai que chez les premiers malades, l'affection avait dans le début une forme inflammatoire, c'était une gastro-entérite avec stomatite pseudo-membraneuse. Chez les derniers elle a pris dès le début l'aspect typhoïde, seconde différence.

Enfin, elle a paru se développer sous une influence particulière chez ces derniers malades; tous, sans en excepter aucun, ayant eu des rapports plus ou moins prolongés avec les premiers typhoïdes. Si j'ajoute que ceux-là seulement qui ont communiqué avec les malades ont été frappés de fièvre typhoïde, il sera difficile de ne pas admettre pour eux une transmission par contagion.

Sur trente-quatre malades observés dans l'espace de trois mois, vingt-six ont eu une fièvre typhoïde et les autres ont été atteints de maladies diverses qui empruntèrent à cette épidémie un cachet particulier tout en conservant leur forme propre. Ainsi, dans le début, tous ont eu un mal de gorge plus ou moins intense, tous ont offert une toux d'irritation. Chez tous enfin, il y a eu cet abattement ou plutôt cette langueur qui ne se rencontre pas d'habitude dans le cours des maladies bénignes. Comme différence, j'ajouterai que chez les premiers, les urines ont été presque constamment limpides, tandis que chez les seconds, souvent elle a été foncée ou sédimenteuse.

La cause de cette épidémie, comme celle de la plupart des épidémies, nous échappe; car elle ne peut être attribuée au débordement des eaux, puisque tous les ans la commune se trouve soumise à cette influence, et que jusqu'alors aucune épidémie de ce genre n'avait été observée.

Si, abandonnant la recherche des causes générales, nous nous bornons à déterminer pour chaque individu la cause de sa maladie, nous marcherons d'un pas plus assuré, et bien que difficile encore ce travail sera néanmoins susceptible d'une solution.

Disons d'abord que pour les fièvres typhoïdes, nous ne reconnaissons pas de causes, qui, agissant localement et d'une manière passagère, puissent les produire, s'il n'y a un germe, une prédisposition particulière. Cette explication donnée, il n'y aura plus d'erreur possible sur notre manière d'envisager, d'interpréter les faits. Les causes de cette maladie pour nous, consisteront dans la rupture de l'équilibre nécessaire à l'exercice de nos fonctions. Cette rupture une fois opérée, la maladie prendra son essor et suivra la marche qui lui est propre.

Nous ne le dissimulerons pas, pour les premiers malades, la cause, nous l'avons attribuée à une boisson mal fermentée et contenant peut-être une trop forte proportion de levûre de bière. Cette opinion, nous l'avons conservée pleine et entière jusqu'au jour (10 mars), où messieurs les docteurs Blanche, médecin en chef de l'hospice général de Rouen, et Hellot, adjoint à l'Hôtel-Dieu, sont venus nous prêter le secours de leurs bons conseils.

Deux malades avaient déjà succombé : le parent de l'une de ces victimes, M. Victor Cau, de Rouen, dont la famille était si douloureusement frappée, puisqu'elle comptait douze malades (1), pensa que dans des circonstances aussi pénibles, les lumières de médecins haut placés dans la science pourraient être d'une grande utilité; il s'adressa à M. le docteur Blanche, médecin en chef de l'hospice général de Rouen. Une lettre du 9 mars m'informa de cette bonne fortune, je la transcris ici :

« Monsieur, je suis persuadé que vous approuverez la
» démarche que j'ai faite auprès de M. Blanche, pour l'en-
» gager à bien vouloir se rendre, accompagné d'un mé-
» decin de son choix, auprès de mes parents à Bray ; j'ac-
» compagnerai ces messieurs; nous partirons jeudi matin,
» et je pense que nous serons rendus à dix heures à
» Bray.

» Je vous prie d'être mon interprète auprès de M. Cham-
» bellan, et de lui en faire part. Je connais tous les bons
» soins que vous avez donnés à nos malheureux parents;

_____

(1) Sa belle-sœur, une nièce, un petit-neveu, une petite-nièce, huit cousins et cousines à divers degrés.

» je vous en témoigne toute ma reconnaissance, je suis
» bien sûre que vous approuverez la résolution que j'ai
» prise et que vous serez rendu, vous et M. Chambellan,
» à l'heure désignée.

» J'ai l'honneur d'être, etc. »

MM. les docteurs Blanche et Hellot, après avoir vi-
sité les malades, tout en reconnaissant la singularité des
circonstances au milieu desquelles cette maladie s'était
développée, rejetèrent sans hésiter l'opinion que la bière
en était la cause. Cette opinion si formelle, déjà acquit
encore pour ces messieurs, une nouvelle force par l'ins-
pection d'une malade, la femme Mordret, qui, bien que
n'ayant pas été soumise à la même influence (on pensait
qu'elle n'avait pas bu de bière), offrait cependant la même
maladie, et ce même enduit pultacé de la bouche que
moi, j'attribuais en quelque sorte à la spécificité de la
cause. J'avouerai que ce fait ébranla ma conviction, sans
cependant la détruire complétement. Certes, en voyant un
homme comme M. Blanche, dont je m'honore d'avoir été
l'élève, dire : « Non, la bière n'a pas été, n'a pas pu être la
cause de cette maladie, » il y aurait eu témérité de ma
part à soutenir le contraire sans un nouvel examen ; aussi
je cédai en partie à l'entraînement d'une conviction aussi
profonde, émanant d'un homme aussi éclairé. Les raisons
qu'apportaient mes honorables confrères étaient les suivantes : « Une fièvre typhoïde ne peut être occasionnée par
» une boisson quelconque ; si la bière avait été la cause
» de la maladie, c'est de suite que son effet se serait
» produit et les malades n'auraient pas continué à se
» bien porter pendant plusieurs jours ; enfin la femme
» Mordret qui n'avait pas bu de cette bière a cependant
» offert les mêmes symptômes. »

J'ai déjà répondu à la première objection présentée par
MM. les docteurs Blanche et Hellot : c'est non comme
cause intime que la bière a agi, non comme cause produc-
trice d'une fièvre typhoïde, mais bien comme agent irritant qu'elle a concouru au développement de cette maladie.

Mais vient-on encore m'objecter, en admettant que
la bière eût pu déterminer cette maladie, c'est de suite,
et non après plusieurs jours, que son action aurait dû se
faire sentir. Oui, assurément, si elle eût renfermé quelque
poison ou si ses ingrédients eussent été de nature à porter

un trouble immédiat; mais il n'en était pas ainsi (1): car le houblon et la mélasse, considérés isolément, n'ont rien de nuisible; quant à la levûre de bière, on sait qu'elle peut déterminer quelques dérangements, mais son action n'est pas de celles qui doivent nécessairement se faire sentir de suite.

Voyons ce que dit M. Soubeyran des boissons fermentées (*Répertoire des Sciences Médicales*, article bière). Après avoir indiqué leur mode de préparation, il ajoute : « Il est » important de les clarifier avec soin; la présence de la » levûre leur donne souvent des qualités nuisibles, qui se » font sentir surtout chez les individus qui ne sont pas » accoutumés à ce genre de boisson, où chez ceux qui en » font excès. » Et plus loin : « Quant elle est nouvelle, ou » de mauvaise qualité, telles que sont certaines bières » blanches ou brunes épaisses de Paris, de Caen, de la » Belgique et de la Hollande, elles occasionnent fréquem- » ment des colliques avec ballonnement du ventre et quel- » quefois la dyssenterie, l'ischurie, etc., etc. »

Sous le rapport de la nocuité, nous voyons donc que les boissons fermentées, dans plusieurs circonstances, peu-vent déterminer des accidents plus ou moins graves.

La bière de M. Cau a été bue quelques jours après sa fabrication, la fermentation n'était pas terminée, il y avait en suspension une proportion de levûre assez con-sidérable, puisque pour quatre cents litres d'eau on avait ajouté 750 grammes de levûre. Cette bière se trouvait donc dans les conditions défavorables indiquées par M. Soubeyran, lorsqu'elle a été bue, elle a donc pu être nuisible.

Comment cette boisson a-t-elle agi? est-ce localement, est-ce d'une manière générale? Je n'admettrai exclusive-ment ni l'une ni l'autre de ces deux hypothèses; ce-pendant on ne peut rejeter, dans certaines limites, l'ac-tion irritante d'une boisson mal fermentée et préparée dans des conditions défavorables. Ce point une fois admis, et il serait difficile de le contester, l'objection de MM. les docteurs Blanche et Hellot, perd beaucoup de sa valeur; car nous savons tous qu'un agent irritant, à un faible degré, peut être mis en contact avec nos organes

(1) Cette boisson a été analysée par MM. Refuveille, pharmacien au Neubourg, et Simon, pharmacien à Beaumont-le-Roger ; aucun poison végétal ou minéral n'a pu y être découvert. Plus tard, une nouvelle ana-lyse en fut faite par M. Girardin, professeur de chimie à Rouen, et comme ces messieurs, il ne trouva aucune trace de poison.

sans faire sentir de suite ses effets. A côté de cette action locale, facile à apprécier, ne peut-on pas admettre une action plus générale, due à l'absorption : les symptômes inflammatoires se rattacheraient à la première cause, les symptômes typhoïdes à la seconde. Et d'ailleurs ne voyons-nous pas souvent un médicament dont l'action est bien connue ne produire de modification appréciable qu'après plusieurs jours d'emploi. Ce qui a lieu dans l'ordre thérapeutique, ne peut-il se rencontrer dans l'ordre pathologique ? la syphilis, qui est contractée après un coït impur, se développe-t-elle donc immédiatement? la cause est pourtant directe, l'action d'abord locale; mais bientôt, par suite de l'absorption, elle se généralise. Ce que vous admettez dans un cas, pourquoi le rejeter dans l'autre ?

Arrivons à la dernière objection, celle qui, au premier abord, paraît avoir le plus de force et détruire mon opinion. La femme Mordret, qui n'a pas bu de cette bière, a cependant offert la même maladie, et après sa mort les mêmes lésions. Pour moi, et pour quiconque a voulu consciencieusement étudier cette question, il y a doute sur le point de savoir si cette femme a bu ou non de la bière de M. Cau. J'admets qu'elle n'en ait pas bu; il reste constant pour vous, comme pour moi, qu'elle a eu la même maladie ; mais à quelle époque? trois semaines au moins après les premiers malades. Et pendant ce temps qu'a-t-elle fait? Elle a donné des soins à la famille Vallet, elle a passé plusieurs nuits, elle a été sous l'influence d'une impression morale pénible (1). Et vous voulez nous donner ce fait comme détruisant notre opinion? attendez, et plus tard nous aussi nous invoquerons ce fait, mais pour prouver la contagion de cette maladie.

Ainsi dix-huit personnes boivent d'une bière mal fermentée; elles tombent malades après quelques jours; pour vous il y a fatale coïncidence; pour moi, je trouve une liaison entre ces deux faits, et la bière me paraît, dans des limites que j'ai déterminées, avoir joué un certain rôle dans le développement de la maladie que nous étudions; peut-être même lui a-t-elle emprunté cette physionomie particulière qui, assurément, a distingué cette épidémie de toutes celles dont j'ai pu lire l'histoire.

Chez les autres malades, nous trouvons la fatigue, les impressions morales, et comme dominant toutes ces

_____

(1) Occupée à donner des soins à la veuve Flanquet, sa parente, cette malade, dans le délire, sauta tout-à-coup de son lit et toute nue se précipita sur elle en criant : Mon Dieu, je suis morte !

causes, la transmission par contagion; en effet, des sept qui ont été atteints de fièvre typhoïde, quatre ont donné, pendant un temps plus ou moins long, des soins aux malades (1), ce sont :

Mareux (Célestine).

Flichet (Amédée).

Cau (Cressence).

Roussel (Constance).

Parmi ces quatre personnes, deux, Mlle Flichet et Mlle Cau, ont perdu plusieurs de leurs parents.

Trois ont eu des rapports plus ou moins fréquents avec ces malades, ce sont :

MM. Bourgeois (Honoré).

Bourgeois (Théophile).

Bourgeois (Jean-Baptiste) (2).

Bourgeois (Théophile) a été sous le coup d'une impression pénible : la mort de son ancien maître (M. Robquin), à l'inhumation duquel il a assisté comme frère de charité, a laissé dans son esprit un profond chagrin. Bourgeois (Honoré), pendant plusieurs semaines, est resté au milieu de la famille Cau (Louis); enfin, Bourgeois (Jean-Baptiste) est allé plusieurs fois visiter Bourgeois (Théophile).

Si à ces faits nous ajoutons que Mareux fils, Hue (Clémence) et la veuve Piqueton ont offert quelques symptômes typhoïdes, surajoutés à leur maladie; si enfin nous disons que sur trente-quatre malades, trente-deux ont eu des rapports avec les typhoïdes, il sera difficile de nier la contagion, d'autant plus qu'on la suit, en quelque sorte, pas à pas; ce fait, du reste, n'est pas le seul dans la science, bien que M. Bouilland, dans sa *Nosographie Médicale*, nie ce mode de transmission. « On a, dit-il,
» dans ces derniers temps, fait jouer un grand rôle à la
» contagion dans la production de la fièvre entéro-mésen-
» térique (fièvre typhoïde). J'ai examiné avec attention
» les faits allégués en faveur de cette opinion, et je n'en
» ai point trouvé de concluants. Chez aucun des malades
» admis dans notre service, nous n'avons pu, après mur
» examen, constater le fait de la contagion. La plupart
» d'entre eux n'avaient point été en contact avec d'autres

---

(1) J'omets à dessein la femme Mordret qui, comme les précédents, a donné des soins aux malades, bien que mon opinion soit qu'elle a puisé à cette source le principe du mal qui l'a conduite au tombeau : il n'est cependant pas établi qu'elle n'ait point bu de bière.

(2) Ce dernier est cousin des deux premiers.

» individus atteints de la maladie pour laquelle ils en-
» traient à l'hôpital. Nous n'avons jamais rencontré un
» seul cas authentique, incontestable, de la communica-
» tion de cette maladie par l'un des individus qui en sont
» atteints, soit aux autres malades de la salle, soit aux
» nombreux étudiants qui fréquentent nos hôpitaux, et se
» trouvent en quelque sorte journellement exposés au
» contact des sujets affectés. »

Bien que le haut savoir de M. le professeur Bouilland
soit pour moi d'une grande autorité, je ne puis partager
son opinion, et les faits que j'ai observés me semblent
assez concluants pour proclamer la contagion de la fièvre
typhoïde de Bray; du reste, des observations de même
nature ont été faites par des médecins distingués, au nombre desquels je citerai M. Bretonneau, de Tours. Beaucoup
d'autres praticiens, dans les départements, ont recueilli
des observations analogues; ainsi MM. Leuret, à Nancy;
Putégnat, à Lunéville; le professeur Forget, à Strasbourg,
etc., etc.

Un fait cité par M. le docteur Gendron du Loir, et que
j'ai eu occasion d'observer, c'est que la contagion agit
généralement en raison de la fréquence des communica-
tions et du nombre des malades, et que la maladie, rarement transmissible dans les quinze premiers jours, le de-
vient surtout dans le troisième et quatrième septénaire,
jusque dans la convalescence.

Ainsi Mareux (Célestine), Flichet (Amédée), Cau Cressence et Roussel (Constance), ont eu, pendant plusieurs
semaines, des rapports journaliers avec les malades. Chez
ces jeunes personnes et chez Bourgeois (Honoré), Bourgeois (Théophile), Bourgeois (Jean-Baptiste), la maladie
s'est déclarée de trois à six semaines après l'exposition à
la contagion.

Dans l'épidémie de Bray, l'invasion n'a jamais été brus-
que. Si j'en excepte Mlle Flichet (Cressence) qui, au sortir
de la danse, fut prise d'une céphalalgie violente, tous les
autres, plusieurs jours avant de s'aliter, ont offert un
affaissement moral et physique prononcé. Le regard était
morne, inquiet, les mouvements pénibles; en même temps
que l'appétit se perdait, la bouche devenait pâteuse, la
gorge sèche, une altération vive tourmentait les malades;
enfin ils prenaient le lit, offrant déjà cette dépression des
forces qu'on ne rencontre que dans des fièvres graves.

Pendant le premier septénaire (chez les dix-huit malades qui avaient bu la bière de M. Cau), la maladie revê-

tait une forme particulièrement inflammatoire, il y avait, malgré ce brisement des forces, un appareil fébrile assez prononcé; la tête était douleureuse et brûlante, le pouls généralement fort et fréquent, le ventre et particulièrement l'épigastre sensibles au toucher, la langue rouge, sèche, effilée, l'altération vive des nausées, une répulsion pour les liquides, une expuition fréquente d'une salive blanche, épaisse, une déglutition pénible, tels étaient les troubles fonctionnels qu'on remarquait du côté du tube digestif; en même temps les bronches devenaient le siége d'une irritation plus ou moins vive et une petite toux sèche, rare chez les uns, fréquente chez les autres, existant chez tous, venait annoncer la part que la poitrine prenait dans ces désordres.

C'est vers la fin de cette première période, que nous avons observé cet enduit particulier de la muqueuse buccale, cette exsudation pultacée qui n'a manqué chez aucun des premiers malades et qui a donné à cette affection la physionomie particulière qui l'a distinguée des autres épidémies de fièvre typhoïde.

Depuis plusieurs jours déjà, les malades accusaient une douleur de gorge assez vive, la muqueuse qui tapissait les piliers du voile du palais, le palais et les amygdales était d'un rouge luisant lorsque apparaissaient quelques petits points blancs ressemblant assez bien au muguet, d'abord rares; on les voyait bientôt augmenter de nombre et détendue, se réunir, se grouper et former, surtout au voile du palais, une couche continue plus ou moins épaisse, prenant l'aspect d'une fausse membrane blanchâtre. Du palais, cette exsudation morbide s'étendait à la muqueuse buccale; là, elle se présentait sous forme de grumeaux, de flocons comparables soit à du lait caillé, soit à ces fausses membranes chagrinées qu'on observe sur les plèvres à la suite d'un épanchement. Au bord libre et à la face postérieure des lèvres, cet enduit était en général très-épais et disposé par plaques irrégulières. A la face supérieure et sur les bords de la langue, c'était au contraire sous forme de points généralement petits que s'offrait cette sécrétion morbide, par leur nombre et leur rapprochement, ils donnaient à la langue un aspect aréolé particulier. Sur les gencives nous avons rarement observé cet enduit, encore était-ce sous forme de plaques minces, peu étendues.

Du huitième au quinzième jour, la maladie prenait une physionomie plus tranchée, elle revêtait la forme typhoïde. La céphalalgie généralement moins vive, quand elle n'avait pas complétement cessé, était remplacée par d'autres symptômes; la bouche se couvrait de plus en plus de cet enduit pultacé; la déglutition devenait plus difficile, il y avait des nausées, quelquefois des vomissements; le ventre devenait plus sensible, il se météorisait chez quelques-uns, en même temps que de forts battements se faisaient sentir vers le tronc cœliaque, il survenait du dévoiement. Dans cette période, quelques malades avaient des épistaxis. La peau se couvrait chez les uns de sudamina, chez les autres on remarquait ou des pétéchies, ou des taches lenticulaires. L'expression typhoïde se prononçait de plus en plus dans les traits, l'ouïe devenait plus dure, le regard plus fixe, les mouvements plus lents, le pouls offrait toujours une grande fréquence, et conservait chez quelques malades un certain degré de force, tandis que chez d'autres il était petit et dépressible.

Ces symptômes, plus ou moins intenses, ne tardaient pas à acquérir une haute gravité, quand la maladie devait avoir une terminaison funeste; la figure s'altérait davantage, le regard devenait plus fixe et l'ouïe plus dure, la bouche après s'être en partie nettoyée se recouvrait d'un enduit pultacé épais. La plupart des malades avaient pour les liquides une telle répulsion qu'ils ne pouvaient avaler que quelques cuillerées à la fois. Le dévoiement devenait plus fréquent, les matières jaunâtres, visqueuses exhalaient une odeur infecte, le ventre se météorisait davantage en même temps que le gargouillement se prononçait de plus en plus. C'est du quinzième au vingt-cinquième jour que les épistaxis étaient plus fréquents, les sudamina et les taches rosées plus nombreux. A cette époque, chez plusieurs, la figure se plaquait d'un rouge violacé, des escarrhes apparaissaient au sacrum, vers le grand trochanter et derrière les omoplates. Il y avait dans les membres et dans la voix un tremblement particulier, des soubresauts dans les tendons, des évacuations involontaires, du délire ou seulement des rêvasseries. Enfin la scène se terminait ou par une agitation violente de la carphologie, des cris, ou, ce qui était plus commun, les malades expiraient dans un état d'anéantissement complet, avec la conscience de leur fin prochaine, regrettant plus ou moins la vie et faisant leurs adieux aux personnes qui leur donnaient des soins.

Si les malades devaient revenir à la santé, ils restaient de dix à quinze jours dans un état stationnaire, le pouls conservait sa fréquence, la bouche son enduit, le ventre sa sensibilité. Le premier signe d'amélioration se remarquait dans la figure : les yeux recouvraient de leur mobilité, la figure de son expression, les réponses étaient moins lentes, les mouvements plus faciles, bientôt le pouls perdait de sa fréquence, la bouche qui plusieurs fois s'était nettoyée partiellement se dépouillait franchement de l'enduit qui la tapissait ; le ventre ballonné chez les uns et déprimé chez les autres, redevenait souple ; le repos était meilleur, le besoin se faisait sentir ; enfin la convalescence s'annonçait, mais en revenant à la santé les malades conservaient longtemps encore cette faiblesse qui avait marqué l'invasion de la maladie.

Des symptômes propres à cette affection, tous ne se sont pas présentés avec la même fréquence. Parmi les vingt-et-un typhoïdes soumis à mon observation,

Dix-sept ont eu du gargouillement dans différentes parties du ventre ;

Dix-sept de la dureté de l'ouïe ;

Seize du météorisme ;

Quatorze des épistaxis ;

Treize du dévoiement ;

Huit du délire ou des rêvasseries ;

Sept des soubresauts de tendons ;

Cinq des taches rosées ;

Quatre des escarrhes ;

Un des pétéchies.

La gravité n'a pas toujours paru en raison directe du nombre des symptômes, mais plutôt de leur nature : ainsi les épistaxis, la dureté de l'ouïe, lorsqu'elle allait presque jusqu'à la surdité, le météorisme et le dévoiement lorsqu'ils étaient très-prononcés, le délire et les escarrhes, tels étaient les symptômes qui faisaient le plus redouter une terminaison funeste.

La durée de la maladie a varié entre onze et soixante-douze jours.

Durée et terminaison de la maladie chez les personnes qui ont bu de la bière de M. Cau.

1° M. Robquin (Cyrille). . . . . 25 jours (mort).
2° Mlle Flichet (Adoline) . . . . 30 jours.
3° Mme Cau (Louis) . . . . . 72 jours (morte).
4° Mlle Flichet (Cressence) . . . 33 jours (morte).
5° Mlle Cau (Eugénie). . . . . 30 jours (morte).
6° Mlle Flichet (Désirée) . . . . 43 jours (morte).
7° M. Dubois. . . . . 11 jours (mort).
8° Mme Cau (Félix). . . . . . 50 jours.
9° M. Cau (Félix) . . . . . . 41 jours.

10° M. Cau (Félix) fils . . . . . 28 jours.
11° M. Flichet père . . . . . . 20 jours (mort).
12° M. Robquin fils . . . . . . 60 jours.
13° Mme Robquin . . . . . . 28 jours. (1)
14° Mlle Robquin . . . . . . 35 jours.

Durée et terminaison de la maladie chez les personnes qui n'ont pas bu de la bière de M. Cau.

1° Bourgeois (Honoré) . . . . . 24 jours.
2° Bourgeois (Théophile) . . . . 17 jours (mort).
3° Flichet (Amédée) . . . . . . 20 jours.
4° Mareux (Céleste) . . . . . . 42 jours.
5° Roussel (Constance) . . . . 28 jours.
6° Cau (Cressence) . . . . . . 49 jours.
7° Bourgeois (Jean-Baptiste) . . . 42 jours.

Chez les quatorze premiers, la moyenne a été de trente-six jours.

Chez les sept derniers, de trente-et-un jours.

La fièvre typhoïde s'est compliquée de stomatite pseudo-membraneuse chez les quatorze malades qui avaient assisté au dîner de M. Cau et près desquels j'ai été appelé; deux ont eu une pleuro-pneumonie (Mme Cau (Louis) et M. Flichet), et, de ces deux, l'un avait un catarrhe chronique, symptômatique d'un emphisème pulmonaire (M. Flichet), un une méningo-encéphalite (M. Robquin), un une amygdalite (Mme Robquin), un une gastrite aiguë (Mlle Flichet (Adoline), un une colite chronique (M. Dubois).

Parmi les sept derniers, un seul, (Mlle Cau (Cressence), a eu une stomatite pseudo-membraneuse. Chez les autres, la maladie s'est présentée sans complication aucune.

Des phénomènes critiques ont été observés chez un seul, Bourgeois (Jean-Baptiste); plusieurs abcès développés à la nuque, sous le maxillaire inférieur, à l'aisselle et à l'aine, ont précédé la convalescence qui, à partir de cette époque, a marché franchement.

La terminaison, comme nous l'avons vu, a été souvent funeste; ainsi, sur vingt-un malades par moi soignés, huit ont succombé.

Sur ces huit décès, sept appartiennent à la première catégorie, c'est-à-dire aux personnes qui avaient assisté au dîner de M. Cau.

Si nous ajoutons quatre autres cas, trois pris dans la clientèle de M. le docteur Chambellan et un dans celle de

_____

(1) A la mort de son mari, Mme Robquin a fait une rechute qui, pendant quelques jours, a offert une certaine gravité.

M. le docteur Desormeaux, nous aurons le chiffre total de douze morts sur vingt-six malades, chiffre énorme sans doute, puisqu'il s'élève à près de la moitié. Mais ici nous ferons encore une observation, c'est que la mortalité a porté particulièrement sur les personnes qui avaient bu de la bière de M. Cau (1) (dix sur douze) : des deux autres, l'un n'en n'avait pas bu ; quant à la femme Mordret, nous l'avons déjà dit, ce cas laisse dans notre esprit tant de doutes, que nous ne voulons le classer ni dans l'une, ni dans l'autre série.

Quatre ouvertures nous ont mis à même de comparer les désordres observés pendant la vie avec les lésions trouvées après la mort. De ces ouvertures, une, la première, a été faite par moi seul ; les trois autres ont été faites par M. le docteur Neuville, de Bernay, en ma présence. Deux honorables confrères, MM. les docteurs Lebertre, de Bernay, et Reynal, de Beaumont-le-Roger, ont assisté à la dernière (2).

Je rapporterai ces autopsies dans toute leur étendue, en les faisant suivre des observations qu'elles pourront me suggérer.

M. ROBQUIN, MORT LE 2 MARS, 4 HEURES DU SOIR (3)
Autopsie faite le 3, onze heures du soir.

Rigidité cadavérique, ventre fortement météorisé, bouche entr'ouverte, écume rougeâtre recouvrant les dents, peau des fosses iliaques verdâtre, parties latérales du thorax offrant des taches comme scorbutiques que l'on rencontre également en arrière au milieu de vergetures et de lividités cadavériques : ces taches sont de véritables ecchimoses morbides, dues à des hémorrhagies sous-cutanées.

---

(1) Des dix-huit malades qui ont bu de la bière de M. Cau, dix ont succombé. Sur les dix malades qui ont succombé, sept ont été traités par moi et trois par mon confrère, M. le docteur Chambellan.

Des huit cas de guérison, sept m'appartiennent et un est dû à M. le docteur Chambellan.

(2) MM. les docteurs Chambellan et Désormeaux devaient se joindre à nous, mais un empêchement imprévu nous privé de leur présence.

(3) Un premier malade avait déjà succombé. En présence du danger qui menaçait la plupart des autres, je crus dans l'intérêt des malades, autant que de la science, qu'il était de mon devoir de réclamer l'ouverture. Mon intention fut parfaitement comprise par la famille et ma demande accueillie, seulement tout fut fait dans le secret de la nuit. Pendant deux heures j'explorai les organes avec la plus minutieuse attention, et notai les lésions avec soin.

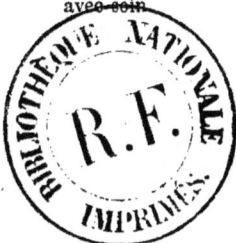

2

Une incision circulaire partant du bas-ventre et remon-
tant de chaque côté vers les côtes à leur union avec les
cartilages sternaux met à nu les organes contenus dans
l'abdomen et le thorax.

La peau et les muscles divisés, le gros intestin se présente, distendu par des gaz et cachant derrière lui l'intestin grêle ; sa distension est telle qu'il recouvre tout le pa-
quet intestinal et que dans quelques points, particulièrement entre la fosse iliaque gauche et l'hypochondre du
même côté, ses tuniques sont si minces qu'on le dirait
formé par le péritoine seul. Les matières qu'il renferme et
qui y adhèrent sont parfaitement visibles et se présentent
sous forme de grumeaux jaunâtres. En soulevant le colon
transverse, on remarque à la partie qui correspond à l'intestin grêle une injection prononcée, linéaire et les vaisseaux capillaires dans ce point contiennent un sang rosé,
comme artériel. Rien de remarquable pour le reste du gros
intestin.

Derrière les colons on voit l'intestin grêle beaucoup
moins distendu par les gaz offrant à sa surface libre l'aspect naturel. Entre les anses qu'il forme, certaines parties
se trouvent fortement injectées.

L'estomac situé derrière le colon transverse, qui le dé-
robe complètement à la vue, n'offre à l'extérieur aucune
coloration morbide ou cadavérique, seulement, à travers
ses parois, on sent de la fluctuation, il renferme à peu près
250 grammes d'un liquide rosé, filant, mélangé de flocons
légers. La muqueuse gastrique vers le grand cul-de-sac
offre une couleur lie de vin. Des ecchimoses nombreuses,
irrégulières, variables pour l'étondue, mais plus ou moins
arrondies, ressemblant assez à des taches scorbutiques, se
remarquent particulièrement le long de la grande courbure
de l'estomac. Injection des capillaires excessivement tenue
sous forme de lacis. Les taches et les injections diminuent
à mesure que l'on s'éloigne du grand cul-de-sac ; la muqueuse qui le tapisse est ramollie dans une grande
étendue.

La bouche, le pharynx, l'œsophage, sont tapissés d'un
enduit pultacé qui cesse seulement au cardia.

Intestin grêle tapissé dans toute son étendue d'un
liquide visqueux, rosé à la partie supérieure, brunâtre ou
verdâtre vers le tiers inférieur. Ce liquide, quelque fût la
partie du tube intestinal où on le rencontrât, quelque fût
sa couleur, était tellement visqueux et adhérent, qu'il
fallait le râcler assez fortement avec le dos du scapel pour
le détacher. Muqueuse épaisse dans le tiers supérieur,

fortement injectée dans des étendues plus ou moins grandes, offrant dans certains points la couleur foncée de lie de vin ou de chocolat. Au milieu de cette teinte, on distinguait néanmoins les vaisseaux qui formaient des arborescences nombreuses. Plus loin, dans l'étendue de quarante centimètres à peu près, les replis formés par la muqueuse intestinale offrent une couleur ardoisée. Le tiers inférieur est beaucoup moins injecté que les deux tiers supérieurs. Trois lombrics roulés en anneau et presque desséchés se trouvent à des hauteurs variées de l'intestin, ni ulcérations, ni ramollissement des plaques de Péyer ou des glandes de Brunner.

Gros intestin aminci, surtout dans la partie qui constitue le colon descendant. Tunique muqueuse et musculeuse détruite par places et laissant voir des éraillements. Cet intestin contient dans toute son étendue, en proportion variable, des matières liquides, cendrées, visqueuses, se présentant par grumeaux. Peu d'injection excepté vers l's iliaque. Dans le cœcum, on trouve une ulcération grande comme une pièce de vingt-cinq centimes, à bords irréguliers et injectés avec amincissement de la muqueuse à son pourtour.

Foie volumineux d'aspect naturel, incisé dans plusieurs points, à peine s'en écoule-t-il quelques goutelettes de sang peu foncé. Les bouches des veines restent béantes et sèches.

Rate volumineuse, ne laissant pas écouler de sang à son incision, son tissu est ferme et sa couleur un peu plus brune qu'à l'état normal.

Reins volumineux, couleur naturelle à l'extérieur. Incisés, ils n'offrent rien de particulier, excepté le gauche, dont le bassinet, dans la partie avoisinant l'uretère, est le siége d'une injection pointillée assez prononcée qui s'étend dans ce conduit, en diminuant d'intensité à mesure qu'elle s'éloigne du point de départ, et cesse complètement à sept ou huit centimètres du bassinet.

Vessie incolore contenant à peu près un verre d'urine naturelle.

Poumons affaissés, de couleur normale antérieurement, engouées en arrière, le droit libre d'adhérences, le gauche fixé à la plèvre costale par de fausses membranes anciennes. Incisés, ils laissent couler en avant un liquide spumeux, incolore, en arrière un liquide séreux, rosé, abondant. La muqueuse qui tapisse le larynx, la trachée artère et les bronches est fortement injectée.

Cœur à l'état normal. Cavités gauches vides de sang, ventricule droit contenant une cuillerée d'un sang noir, fluide, oreillette droite renfermant un caillot de fibrine décolorée et volumineux.

Le cerveau n'a point été ouvert, l'autopsie se faisant dans une pièce séparée par une simple cloison d'une chambre occupée par la belle-mère du défunt, elle-même sérieusement malade.

Cette observation nous offre des désordres portant particulièrement sur l'estomac et le tiers supérieur de l'intestin grêle. Nous ne trouvons ni ulcérations, ni même gonflement des follicules agminés ou isolés, et cependant nous avons observé chez ce malade tous les symptômes d'une fièvre typhoïde : gargouillement, météorisme, épistaxis, sudamina, pétéchies, dévoiement, soubresaut des tendons, délire, évacuations involontaires ; mais la maladie avait débuté d'une manière franchement inflammatoire ; les accidents s'étaient manifestés d'abord vers le cerveau et l'estomac. Ce n'est qu'après quelques jours d'un traitement anti-phlogistique vigoureux (4 kilogrammes de sang ont été tirés par la veine et cinquante sangsues appliquées en moins de huit jours) que la maladie, en perdant une partie de ses caractères inflammatoires, a revêtu une forme typhoïde.

Nous dirons aussi qu'il n'y a pas eu de rapport entre le peu de gravité des symptômes décelant l'inflammation de l'estomac et les lésions nombreuses trouvées après la mort.

Enfin nous appellerons l'attention sur cette distension du gros intestin qui, bien que sain, présentait un tel amincissement dans une partie du colon descendant, qu'une rupture en fût devenue la conséquence, si le malade eût encore vécu quelques jours ; car dans plusieurs points les tuniques muqueuse et musculeuse avaient disparu et il ne restait plus que le péritoine.

2ᵉ AUTOPSIE (1), 39 HEURES APRÈS LA MORT.

(Mlle Cau (Eugénie).

Le cadavre exhale une odeur fétide. Le cou, la poitrine,

(1) Cette ouverture, ainsi que les suivantes, fut faite en ma présence, par mon honorable confrère, M. le docteur Neuville, de Bernay. La justice, informée de la cause réelle ou présumée de ces maladies, avait fait une descente sur les lieux, commencée une enquête : pour s'éclairer davantage elle ordonna quelques ouvertures, et M. le docteur Neuville, médecin du parquet, fut chargé de ce travail.

Je priai mon confrère de visiter avec moi mes malades, et les trois fois qu'il vint à Bray, il eut la bonté de m'accompagner et de m'éclairer de ses conseils. Je lui en témoigne ici ma vive reconnaissance.

et la partie postérieure du tronc offrent une teinte brunâtre, le ventre est distendu par des gaz.

Les membranes du cerveau sont pâles, l'encéphale est décoloré, consistant, les ventricules contiennent un peu de sérosité, les muscles sont mous et de couleur brunâtre.

Les cavités de la poitrine contiennent environ un demi-litre d'une sérosité fortement sanguinolente. Les poumons sont verdâtres.

La muqueuse qui tapisse le larynx, la trachée artère et les bronches offre une rougeur prononcée.

Le péricarde contient un peu de sérosité sanguinolente, le cœur est flasque, les ventricules sont vides.

Les systèmes artériel et veineux ne contiennent pas de sang.

Le foie est d'une couleur noirâtre et laisse dégager au-dessous de la séreuse des gaz qui donnent à sa surface, de couleur grisâtre, un aspect aréolé. La vésicule biliaire est distendue par une bile verdâtre.

La rate, le pancréas et les reins sont décomposés par la putréfaction.

La vessie est vide et ses parois flasques.

L'utérus et ses dépendances n'offrent rien de remarquable.

Les amygdales sont couleur ardoise, putréfiées, la langue, la muqueuse buccale, le pharynx et l'œsophage sont recouverts d'un enduit pultacé, épais, qui cesse au cardia.

L'estomac et les intestins sont distendus par des gaz. La muqueuse de l'estomac est fortement injectée, particulièrement vers le grand cul-de-sac.

Le jéjunum et liléum sont remplis de matières jaunâtres, visqueuses.

La muqueuse du jéjunum offre, dans presque toute son étendue, une vive injection; cette injection diminue d'intensité et d'étendue à mesure que l'on s'approche davantage de l'extrémité de l'intestin grêle. On ne distingue ni plaques de Péyer, ni follicules isolées de Brunner.

Chez cette malade, les accidents ont débuté par une angine qui, après avoir duré quelques jours, a cédé aux moyens employés pour la combattre. Mlle Cau paraissait entrer franchement en convalescence, et la maladie, du reste, n'avait rien offert de grave, lorsque tout-à-coup la fièvre se ralluma, la douleur de gorge reparut, l'estomac devint le siége d'une sensibilité vive, accompagnée de nausées et de vomissements. Bientôt on vit survenir un affaissement moral et physique des plus prononcés; l'ouïe

se durcit, le regard devint fixe, sans expression, des épistaxis, des sudamina, des soubresauts dans les tendons,
du gargouillement, du dévoiement, un subdélirium, puis
du délire ; tels furent les principaux symptômes que nous
observâmes pendant le cours de cette maladie.

Ici encore nous ne retrouvons ni plaques de Péyer, ni
glandes de Brunner, bien que la malade ait présenté les
symptômes d'une fièvre typhoïde. C'est encore l'estomac
et la partie supérieure du tube intestinal qui offrent les
principaux désordres; aussi, pendant la vie, avons-nous
observé une sensibilité assez vive vers l'épigastre, des battements prononcés du tronc cœliaque, des nausées, des
vomissements, etc. Nous noterons également la décolora-
tion du cerveau et de ses membranes, coïncidant avec le
délire. (Cette malade a perdu peu de sang; elle était d'une
constitution lymphatique.)

Ainsi nous voyons deux malades offrir tous les symptômes d'une fièvre typhoïde, et ne présenter nulle trace de
la lésion regardée comme caractéristique de cette affection. Avons-nous eu à traiter une fièvre typhoïde ? Je
répondrai sans hésiter : oui. Car, je le demande à tout
praticien consciencieux, si l'autopsie n'était pas venue
compléter ces observations, quel est celui qui eût hésité
à porter le diagnostic que nous avons établi? Aucun, sans
doute. Et d'ailleurs, quand une maladie offre tous les
symptômes qui la caractérisent, que devons-nous attendre
pour nous prononcer? que la mort arrive? Mais heureuse-
ment ce moyen nous manque souvent, et, dans ces cas,
il nous faudrait rester dans le doute (1).

Je suis loin de nier la valeur des liaisons pathologiques,
cependant on voit des désordres étendus n'avoir été révé-
lés pendant la vie que par des symptômes si légers, qu'il
n'y avait aucun rapport entre les premières et les seconds
et que, d'un autre côté, on voit souvent des lésions très-
circonscrites donner lieu pendant la vie à un appareil de
symptômes formidables ; on est donc forcé d'avouer que
ce n'est pas seulement dans ce que ces lésions ont de ma-
tériel qu'il faut rechercher la gravité du mal, car loin
d'être la cause, elles sont quelquefois l'effet de la maladie.

Ainsi, dans le sujet qui nous occupe, les lésions intestinales (ramollissement, ulcérations des glandes de Péyer

(1) M. Andral, dans sa *Clinique*, rapporte, page 241, une observation
qui présente toute la physionomie d'une fièvre typhoïde : « A l'ouverture
» on ne trouva qu'une coloration d'un rouge livide, occupant le tiers
» inférieur de l'intestin grêle, sans ulcérations. »

et de Brunner) ne surviennent généralement qu'après douze ou quinze jours ; et cependant, les symptômes propres, les symptômes pathognomoniques apparaissent souvent bien avant cette époque. D'ailleurs, comment attribuer à ces lésions quelquefois, il est vrai, très–étendues, mais parfois aussi très-limitées, des désordres généraux de la gravité de ceux que nous observons.

M. Bouillaud, dans sa *Nosographie médicale*, interprète de la manière suivante la gravité des symptômes : « Pour » que l'appareil typhoïde, dit-il, apparaisse dans toute » son évidence, il faut que la phlegmasie bien caractérisée » des plaques de Péyer et des follicules de Brunner ait » atteint une certaine phase de son évolution. Or, lorsque » cette inflammation est parvenue à ses deuxième et troi- » sième périodes, parmi les ulcérations dont elle a déter- » miné la formation se trouvent des ulcérations plus ou » moins nombreuses, plus ou moins étendues, plus ou » moins profondes. Eh bien, ces ulcérations, en contact » avec des matières septiques, liquides ou gazeuses, sont » autant de surfaces absorbantes ou résorbantes, et une » infection septique de la masse sanguine est l'inévitable » résultat de cette absorption ou résorption accidentelle. » Aussi, tandis que dans la première période, les phéno- » mènes inflammatoires étaient prédominants, et que les » phénomènes septiques proprement dits étaient nuls, ou » du moins très-peu marqués, dans les seconde et troi- » sième périodes, au contraire, ces derniers deviennent » prédominants à leur tour, et se développent dans toute » leur plénitude, etc , etc. »

Je demanderai à M. le professeur Bouillaud à quelle cause il rapportera les symptômes généraux observés avant l'ulcération des plaques de Péyer, et par conséquent avant l'absorption des matières septiques qui se trouvent à leur surface, car la science a enregistré plusieurs observations de fièvre typhoïde bien caractérisée, sans autre lésion qu'une tuméfaction, qu'une rougeur plus ou moins vive avec ou sans ramollissement de ces plaques (1). Je lui demanderai comment expliquer cette expression caractéristique de la figure, cet anéantissement des forces, cette fixité du regard, cette dureté de l'ouïe qui, presque toujours, apparaissent dès le début et devancent par conséquent les altérations pathologiques dont il parle 2'.

(1) Les huit premières observations, rapportées dans la *Clinique* de M. Andral, offrent ces lésions sans complication d'ulcérations.

(2) Pour M. Bouillaud la fièvre typhoïde est une inflammation des folli-

Une maladie qui souvent, dès le début, paraît porter un trouble si notable sur les centres nerveux et circulatoires, peut difficilement être rattachée à des lésions locales survenues un temps plus ou moins long après son apparition, mais ne la précédant jamais, et si légers à l'époque la plus rapprochée de l'invasion où il ait été donné de les observer (huitième jour), que véritablement il est difficile de comprendre comment des médecins fort distingués ont pu leur accorder une si grande importance dans l'expression morbide que revêt cette maladie.

Je conviendrai, avec les pathologistes qui ont écrit sur ce sujet, que les lésions intestinales décrites, sont si fréquentes, que leur absence forme une rare exception, et qu'il existe peu de maladies où les altérations pathologiques soient aussi contantes et aussi caractéristiques ; mais je ne puis admettre, avec plusieurs d'entre eux, les rapports de causalité qu'ils veulent établir.

Pour moi, la fièvre typhoïde est une maladie qui porte d'abord son action sur les grands centres cérébro-circulatoires, et tous les désordres qui s'observent plus tard, toutes les lésions que l'on rencontre, à une époque plus ou moins éloignée du début, sont l'effet et non la cause de cette maladie.

Qu'elle choisisse, comme lieu d'élection, certains points, certains éléments anatomiques du tube intestinal, je ne prétends pas le contester. Que son action porte particulièrement sur les criptes isolés, les follicules agminés et les ganglions mésentériques, c'est un fait que je reconnais mais que je suis impuissant pour expliquer.

Ainsi, contraire en cela à beaucoup d'autres maladies, la fièvre typhoïde, générale dans son début, tendrait, à une certaine époque, à se localiser en portant son action particulièrement sur une portion limitée du tube intestinal, tout en conservant sa physionomie primitive, qui, loin de s'altérer, se dessine de mieux en mieux.

3e AUTOPSIE, 22 heures après la mort.
Demoiselle Flichet (Cressence.)

Le cadavre n'exhale pas d'odeur. Le tissu cellulaire

---

cules isolés ou agminés des intestins ; mais, si dans le début, il n'y a qu'inflammation de ces éléments anatomiques, pourquoi les symptômes diffèrent-ils autant de ceux d'une entérite simple ?

sous-aracnoïdien à la partie supérieure des émisphères cérébraux offre un aspect gélatineux. La pie-mère est injectée ainsi que le cerveau dont la substance est ferme. Les ventricules contiennent une sérosité sanguinolente.

Une cuillerée de sérosité dans le péricarde. Les ventricules du cœur et les gros vaisseaux contiennent du sang de couleur normale.

Pas de sérosité dans les plèvres ni dans le péritoine.

Le foie est dans son état naturel, vésicule distendue par de la bile.

Le pancréas, la rate, les reins, l'utérus et ses dépendances sont dans leur état normal.

La vessie contient de l'urine, sa muqueuse est saine.

Les ganglions mésentériques sont rouges et ramollis.

La bouche, la gorge et l'œsophage sont tapissés d'un enduit pultacé.

L'estomac contient environ deux cents grammes d'un liquide jaunâtre. La muqueuse du grand cul-de-sac est fortement injectée et ramollie. L'injection se présente sous forme d'un pointillé rouge très-fin. La grande courbure est également injectée, mais plutôt sous forme de lacis.

La muqueuse du duodénum est recouverte d'un mucus jaunâtre, visqueux, elle est rouge et offre un pointillé semblable à celui du grand cul-de-sac de l'estomac.

Le jéjunum et l'iléum sont recouverts d'un enduit semblable à celui trouvé dans le duodénum:

La muqueuse du jéjunum est injectée par places et dans une étendue variable. Dans l'iléum, l'injection plus multipliée s'offre particulièrement sous forme de plaques rougeâtres, irrégulières à la partie supérieure, mieux dessinées à mesure qu'elles s'éloignent davantage et prenant bientôt la forme ovale des plaques de Péyer. A mesure que l'on approche du cœcum, leur nombre augmente, en même temps que les ulcérations qui s'y remarquent deviennent et plus nombreuses, et plus étendues. Au voisinage du cœcum l'intestin est criblé d'ulcérations, et les plaques de Péyer disparaissent sous leur nombre, conservant seulement leur forme plus ou moins allongée. Une de ces ulcérations a détruit les tuniques muqueuse et musculeuse et son fond est fermé par le *péritoine*.

Chez Mlle Flichet, comme chez M. Robquin, la maladie a pris d'abord une forme franchement inflammatoire. C'est tout-à-coup, au sortir de la danse, qu'une céphalalgie violente survient; le lendemain le pouls est fort et fréquent, la langue rouge, sèche, les amygdales luisantes, douloureuses, l'épigastre sensible, le ventre légèrement tendu.

Il y a de l'altération en même temps qu'une répulsion très-vive pour toute espèce de liquide. Ces accidents sont combattus par des émissions sanguines locales et générales assez abondantes, et malgré un traitement anti-phlogistique, en rapport avec la nature et l'intensité de la maladie, on ne voit pas moins cette affection continuer sa marche, en prenant de jour en jour une physionomie plus typhoïde, tout en conservant sa forme inflammatoire. Les deux symptômes qui ont dominé toute la maladie, sont les douleurs épigastriques, les nausées, la répulsion pour les liquides et le dévoiement. Ici les lésions se trouvent en parfaite harmonie avec les troubles fonctionnels; et l'on pouvait, pendant la vie, annoncer les désordres trouvés après la mort.

La physionomie a présenté le cachet de l'expression typhoïde, et ce cas aurait pu être regardé comme type d'une fièvre typhoïde inflammatoire.

4e AUTOPSIE, 24 HEURES APRÈS LA MORT.

(*Mme Mordret, 56 ans.*)

Le cadavre n'exhale aucune odeur. La pie-mère est injectée, la substance cérébrale piquetée de rouge. Les ventricules du cerveau contiennent un peu de sérosité.

Les poumons sont dans l'état naturel. La membrane muqueuse qui tapisse le larynx, la trachée artère et les bronches est rosée.

Les cavités droites du cœur contiennent du sang semblable à de la gelée de groseilles bien cuite; les gros vaisseaux en renferment également.

Le péritoine est injecté.

La face, le pancréas, la rate, les reins sont dans l'état naturel.

La muqueuse de la vessie est injectée.

L'arrière-bouche et la partie supérieure de l'œsophage sont recouverts d'un enduit pultacé.

La muqueuse de l'estomac offre un pointillé rouge dans la grande courbure; même aspect du duodénum, sa muqueuse est recouverte de mucosités jaunâtres.

La muqueuse du jéjunum est injectée dans toute son étendue. La muqueuse de l'iléum est injectée dans sa partie supérieure, et présente à sa partie inférieure quelques plaques formées par des glandes de Péyer, dont deux offrent dans leur centre de petites ulcérations blanchâtres.

Mme Mordret, 56 ans, a donné des soins à la famille Vallet jusqu'au moment où elle-même s'est mise au lit (1). La fatigue, le séjour au milieu d'un atmosphère vicié par les émanations typhoïdes, une impression morale imprévue, instantanée; telles sont les circonstances saisissables qui ont précédé l'invasion de la maladie. (Cette malade a-t-elle bu, n'a-t-elle pas bu de la bière de M. Cau, c'est ce qu'il est difficile de déterminer d'une manière précise, aussi j'omets à dessein de parler de cette cause.)

Un des caractères de cette maladie, c'est l'anéantissement moral qui a fait que Mme Mordret ne voulait ni parler, ni prendre ce qu'on lui présentait. Comme les convives de M. Cau, elle a offert cet enduit pultacé de la bouche que nous n'avons retrouvé que chez un seul des malades qui n'ont pas fait usage de cette boisson (Mlle Cau Cressence), et encore à une époque beaucoup plus reculée que chez les autres malades.

Enfin, dans le tube intestinal nous avons rencontré quelques plaques de Péyer plus saillantes qu'à l'état normal, dont deux nous ont présenté quelques ulcérations très-petites; ce qui différencie cette observation des deux premières dans lesquelles cependant les symptômes typhoïdes ont été plus nombreux et plus caractérisés, bien que les lésions folliculaires aient manqué.

Nous noterons encore comme différence, l'inflammation moins vive de l'estomac chez cette dernière que chez les trois premiers.

Chez les quatorze premiers malades soumis à notre observation, les accidents dans le début prenant une forme inflammatoire bien caractérisée, nous avons eu recours aux émissions sanguines locales et générales, proportionnées à la violence du mal, à la force et à l'âge du sujet; chez quelques malades, nous avons, à l'exemple de M. Bouillaud, dans un court délai, ouvert plusieurs fois la veine et fait plusieurs applications de sangsues, associant à cette pratique des boissons mucilagineuses ou acidules suivant qu'elles étaient mieux supportées, des cataplasmes émollients et des lavements de même nature. Ces moyens nous ont paru modifier bien peu la marche de

(1) Nous devons cette observation aux soins obligeants de M. le docteur Désormeaux, qui a bien voulu nous permettre de visiter sa malade en son absence; ce que nous avons fait deux fois, la première, accompagné de MM. les docteurs Blanche et Hellot, de Rouen, et Chambelland, du Neubourg; la seconde, avec le docteur Neuville, de Bernay.

la maladie, ils ont à la vérité diminué l'inflammation, mais la maladie n'a pas moins continué à se dessiner et à prendre la physionomie qui lui est propre; ainsi, le traitement antiphlogistique a eu une action assez prononcée sur l'élément inflammatoire, mais aucun sur la spécificité de la maladie.

A une époque plus reculée, du huitième au quinzième jour, nous avons combattu la stomatite pseudo-membraneuse par des gargarismes astringents, détersifs, le miel rosa, le sulfate d'alumine, le sous-borate de soude, l'acide sulfurique étendu, le nitrate d'argent; ces moyens ont bien pu, dans quelques cas, faciliter le détachement de ces fausses membranes dont la muqueuse buccale était tapissée, mais ils n'en ont pas empêché la reproduction et alors leur action a été impuissante, même à les modifier; l'eau froide nous a mieux réussi alors, les acides minéraux et végétaux n'ont fait que déterminer une douleur assez vive et agacer les dents. La glace a été employée par nous avec quelque succès chez plusieurs malades pour calmer les nausées et les vomissements; elle était prise avec plaisir par les malades, mais chez quelques-uns la chaleur était si vive, l'inflammation si prononcée que ce moyen lui-même devenait impuissant pour les désaltérer.

Vers le troisième septenaire, nous avons eu recours chez plusieurs à des vésicatoires camphrés volants sur la région épigastrique. Nous en avons retiré de l'avantage, mais l'amélioration obtenue par ce moyen a été peu durable.

C'est généralement du troisième au quatrième septenaire, que nous avons appliqué des vésicatoires camphrés aux mollets et fait sur le ventre des embrocations avec l'huile camphrée. A cette époque également lorsque l'affaissement était déjà prononcé, nous avons, suivant les indications, administré des lavements, tantôt avec une décoction de quinquina, tantôt avec une décoction de charbon additionné de chlorure de chaux. Quelquefois nous avons donné l'extrait de quinquina par la bouche, parfois le vin de Bordeaux ou de Malaga, dans quelques cas le musc a été employé pour combattre les accidents nerveux; mais tous ces moyens ont généralement été impuissants, et rien n'a paru enrayer la marche de la maladie.

Je noterai ici un moyen, qui, employé chez plusieurs malades vers la fin du troisième septenaire ou le commencement du quatrième m'a paru avantageux, ce sont les frictions ou stibiées ou avec l'huile de croton tiglium, soit sur le thorax, soit sur l'abdomen, suivant le résultat que l'on voulait obtenir. Quand j'ai voulu combattre une toux rebelle, en couvrant la poitrine soit de pustules, soit de vésicules, j'ai parfois obtenu comme par enchantement, non-seulement de l'amélioration, mais une disparution complète de ces accidents. Ainsi, M. Cau (Félix), qui était tourmenté par une toux avec expectoration muqueuse si fatigante qu'il pouvait à peine respirer, toux qui avait résisté à tous les moyens employés pour la combattre, adoucissants, expectorants, balsamiques, calmants, etc., céda quelques jours après l'apparition d'une forte éruption. Mme Bobquin et son fils se sont également bien trouvés de ces frictions. Chez quelques malades, chez Mme Louis (Cau), entr'autres, elles ont été sans effet, ce que j'attribue au peu de vitalité de la peau.

Chez cette dernière, le tartre stibié aux plus fortes doses et l'huile de croton ont à peine fait développer quelques pustules ou vésicules très-petites.

Chez aucun de ces malades je n'ai observé d'action purgative, ni cette éruption sur le scrotum qui a été signalé par quelques auteurs, comme se développant souvent sous l'influence des frictions stibiées.

Le traitement employé chez les sept autres typhoïdes, c'est-à-dire chez ceux qui n'avaient pas bu de la bière de M. Cau, a été moins franchement anti-phlogistique ; mais aussi, la maladie, dès le début, était plus typhoïde. J'ai, après une, rarement deux saignées, fait une ou deux applications de sangsues, soit sur l'abdomen, soit au siége, et de suite j'ai employé le quinquina par la bouche et en lavements, y associant le chlorure de chaux liquide. Les frictions sur l'abdomen, soit avec la pommade stibiée, soit avec l'huile de croton ; j'ai retiré de ce traitement, suivi avec plus de persévérance et employé plutôt un résultat plus avantageux ; il a eu une action marquée et sur la durée et sur la terminaison : durée moins longue, terminaison plus heureuse. Je n'ai du reste pas expérimenté sur une assez grande échelle ; puisque sept malades seulement ont été soumis à cette médication pour pouvoir hasarder une opinion sur la valeur thérapeutique qu'elle présente ; je me borne pour le moment à enregistrer ce fait.

En nous résumant, nous voyons une gastro-entérite sévir en quelques jours sur dix-huit personnes qui toutes ont bu d'une bière mal fermentée. Nous voyons cette maladie prendre plus tard une forme typhoïde et se compliquer dans les douze premiers jours d'une stomatite pseudomembraneuse, complication si rare, que la plupart des auteurs ne l'ont pas signalée.

Un mois s'écoule sans un nouveau cas ; mais bientôt et successivement des parents, des gardes, des amis, qui avaient eu des rapports plus ou moins fréquents avec les premiers malades, sont eux-mêmes atteints et présentent les symptômes d'une fièvre typhoïde mais sans complication de cette stomatite observée chez les dix-huit premiers. Pour tous les habitants qui n'ont pas eu de rapports avec les malades, immunité complète.

Ainsi, chez les premiers, la maladie se développe sous une influence commune (boisson mal fermentée), chez les seconds elle paraît prendre naissance dans la transmission par contagion ; chez les uns on observe constamment une stomatite pseudo-membraneuse des plus intenses, nulle complication pareille chez les autres.

Sous le rapport de la mortalité nous trouvons cette différence que pour les premiers un peu plus de la moitié (dix sur dix-huit) succombent, pour les seconds la mortalité n'est que d'un septième.

Si, maintenant nous consultons l'anatomie pathologique, nous voyons que les seuls désordres constants se rencontrent dans la muqueuse intestinale, depuis la bouche jusqu'à la partie supérieure de l'iléum, tandis que les lésions caractéristiques des fièvres typhoïdes, ramollissement et ulcération des glandes de Péyer et de Brunner, ont manqué deux fois sur quatre (1).

Enfin, le traitement employé chez les premiers échoue dans plus de la moitié des cas, il réussit six fois sur sept chez les derniers.

Entre les deux séries de malades, ceux qui ont bu et ceux qui n'ont pas bu de bière, nous trouvons cette différence :

Chez les premiers, accidents inflammatoires plus intences ; forme typhoïde moins prononcée au début, complication de stomatite, mortalité plus grande.

Chez les seconds, fièvre typhoïde avec forme adinamique débutant d'emblée, mais après un séjour plus ou moins prolongé près des premiers malades ; absence de stomatite, excepté (chez un, mais à une époque reculée de sa maladie) mortalité moins grande.

---

(1) Des quatre ouvertures qui ont été faites, trois portent sur des personnes qui avaient bu de la bière de M. Cau, et la quatrième sur une femme que l'on suppose n'en pas avoir bu, bien que, comme je l'ai dit ailleurs, il n'y ait pas certitude à cet égard.

Chez les trois premiers, les désordres de l'estomac étaient beaucoup plus étendus que chez la dernière.

Telle est la physionomie qu'a présenté la marche qu'a suivi cette désolante maladie, qui, fièvre typhoïde par les symptômes, devrait peut-être par les lésions être regardée plutôt comme gastro-entérite, puisque des altérations profondes ont toujours été rencontrées dans l'estomac et la partie supérieure de l'intestin, grèle tandis que le ramollissement et les ulcérations des glandes de Péyer et de Brunner, n'ont été observées que deux fois sur quatre.

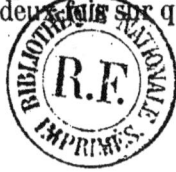

FIN.

Évreux, Imprimerie de Louis TAVERNIER et Cie.